LES
COMPLICATIONS INTRA-CRANIENNES

DES

OTITES MOYENNES SUPPURÉES

PAR

Le Dr **BROCA**

G. STEINHEIL, ÉDITEUR.

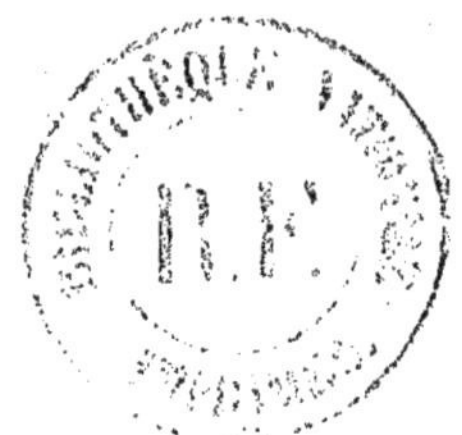

LES

COMPLICATIONS INTRA-CRANIENNES DES OTITES MOYENNES SUPPURÉES

Par le Dr **Broca** (1).

Les complications intra-crâniennes des otites moyennes
suppurées ne sont pas, bien évidemment, spéciales à l'enfant. Nous croyons cependant utile de les étudier ici
d'une manière complète, car leur fréquence est particu-
lièrement grande dans l'enfance, et d'autre part leurs
variétés anatomiques dépendent jusqu'à un certain point
de l'âge du sujet. Cela se comprend de reste pour qui se
souvient de la fréquence des otites dans le jeune âge, pour
qui sait, d'autre part, comment se développent l'oreille
moyenne et ses cavités accessoires, les rapports succes-
 qu'elles affectent avec le cerveau, le cervelet, le sinus
al.

Un premier point tout à fait important à retenir, est que
le traitement des complications intra-crâniennes des
otites, quelle que soit leur modalité, doit avant tout être
préventif : les abcès cérébraux, méningites, phlébites

---

(1) *Revue d'Obst. et de Pœdiatrie,* juillet 1894.

sont fréquents lorsqu'on laisse évoluer, devenir chronique, une suppuration de la caisse et de l'apophyse, avec ou sans fistule mastoïdienne ; ils sont rares, au contraire, si, par les moyens chirurgicaux appropriés, on arrête l'infection dès le début. Ces proportions sont, sans doute, difficiles à fixer par des chiffres, mais sur plus de 80 mastoïdites aiguës ou chroniques que j'ai opérées, je n'ai observé qu'une seule méningite post-opératoire, dans un cas où les délabrements osseux étaient extraordinairement graves ; d'autre part, un seul de mes malades a été emporté plusieurs mois après mon intervention, par une infection méningo-encéphalique que la chirurgie a été impuissante à prévenir ; par contre, j'ai vu succomber trois sujets a des complications intra-crâniennes antérieures à l'opération.

Je ne veux pas insister aujourd'hui sur ces faits, que j'aurai à reprendre sous peu. Je désirais seulement affirmer, dès le début de cet article, que les complications mortelles deviendraient tout à fait rares, si l'on opposait aux otites moyennes aiguës, avec ou sans mastoïdite, un traitement précoce et énergique.

Cela dit, j'entre dans l'étude spéciale des infections intra-crâniennes consécutives aux otites moyennes suppurées.

Ces complications sont de trois espèces :

1° Les méningites ;

2° La phlébite des sinus ;

3° Les abcès, situés entre l'os et la dure-mère, ou dans

l'épaisseur même de la substance nerveuse, cérébrale ou cérébelleuse.

L'existence, la nature de ces lésions, est connue depuis longtemps, et nos devanciers s'efforçaient d'en établir, avec autant d'exactitude que possible, le diagnostic et le pronostic. Mais malgré leurs études une certaine confusion persista jusqu'à ces dernières années. Naguère encore, en effet, le traitement chirurgical était nul. Il n'en est plus de même aujourd'hui et, grâce à l'antisepsie, nous pouvons intervenir avec chances de succès : aussi avons-nous besoin de posséder sur ces questions des notions anatomo-pathologiques, étiologiques et cliniques auparavant inutiles.

Une fois que, par des autopsies judicieusement exécutées, on eut acquis les premières données, c'est par les interventions chirurgicales elles-mêmes que nos connaissances se sont perfectionnées, que nous avons pu étudier les lésions au début, et tenter ensuite d'établir un diagnostic précoce et précis.

On comprend la grosse importance de ce diagnostic, car les chances de succès sont anatomiquement bien différentes dans les trois catégories de lésions que je viens d'énumérer. Par malheur, assez volontiers elles s'associent, d'où des obscurités cliniques réelles ; obscurités dont on aurait tort, toutefois, de trop s'effrayer, car les lésions deviennent surtout complexes lorsqu'on les laisse évoluer sans intervenir. Aussi, tout en reconnaissant que souvent la description didactique exige des démarcations que ne respecte pas la nature, sommes-nous en droit, sans sortir trop de la réalité clinique, de passer successivement en revue les méningites, les phlébites, les abcès.

I. — MÉNINGITE

La méningite d'origine auriculaire évolue avec une acuité très variable.

Quelquefois elle est aiguë, suraiguë même, ayant les allures cliniques de toute méningite aiguë; et d'ailleurs il est probable que nombre d'inflammations méningées autrefois dites idiopathiques ont leur porte d'entrée, aujourd'hui bien moins souvent méconnue, dans les cavités de l'oreille moyenne. De cette forme, par exemple, j'ai observé il y a quelques mois un cas à l'hôpital Trousseau, chez un enfant atteint, depuis trois mois environ, de suppuration de la caisse, sans lésion mastoïdienne : j'aurai à revenir sur cette observation importante au point de vue diagnostique parce que, dès le second jour des accidents, est survenue une hémiplégie qui m'a fait espérer l'existence d'un abcès cérébral. Je dis espérer, car alors l'opération eût été entreprise avec quelques chances de succès, au lieu qu'une méningite suppurée diffuse était au-dessus des ressources de l'art.

Dans d'autres cas, la gravité immédiate est moindre et ce n'est pas en deux ou trois jours que succombe le sujet, mais au bout d'un temps plus ou moins long, avec l'apparence d'un enfant atteint d'une méningite tuberculeuse un peu irrégulière. Il en était ainsi chez un garçon qui me fut envoyé d'urgence à l'hôpital Trousseau, venant du service de M. Sevestre où la veille il avait été admis comme atteint probablement de méningite tuberculeuse ; à un examen plus attentif, lors de la visite du soir, M. Péron, interne du service, constata qu'il existait une fistule rétro-auriculaire et diagnostiqua une méningite subaiguë consécutive à cette otite : l'autopsie ne tarda pas à lui donner raison.

Cet enfant était grognon, somnolent, et le dernier jour seulement il devint comateux ; sa température ne dépassa pas 38°,4 ; le pouls était fréquent, inégal, petit, irrégulier ; les pupilles étaient égales ; il n'existait aucun trouble moteur.

Dès lors il était bien probable qu'il y avait méningite. Néanmoins je suis intervenu de la façon suivante. Dès que l'enfant m'a été apporté, j'ai ouvert méthodiquement l'apophyse et la caisse, pour évacuer le pus, les séquestres et les fongosités qu'elles renfermaient, et j'ai tamponné la cavité à la gaze iodoformée, après avoir curetté avec soin les parois osseuses enflammées et friables. Le lendemain, l'enfant allait plutôt un peu mieux ; mais le surlendemain matin je le trouvai comateux. Alors j'agrandis vers la fosse temporale la trépanation mastoïdienne, j'arrivai ainsi en deux ou trois coups de gouge sous le lobe temporal où je fis sans résultat trois ponctions exploratrices, et après avoir ainsi constaté qu'il n'y avait pas d'abcès intra-crânien, je fis un nouveau tamponnement.

Ce n'est pas le moment d'exposer les motifs qui m'ont

poussé à mettre le cerveau à nu : ils seront discutés plus à propos quand je m'occuperai des abcès du cerveau, car il s'agit là, en somme, d'une question de diagnostic, tout comme dans le cas précédent.

Mais alors pourquoi ai-je choisi, le premier jour, un moyen terme entre l'abstention complète, si je jugeais le cas désespéré, et l'exploration immédiate du cerveau, si je soupçonnais un abcès? Pourquoi ai-je fait une désinfection de l'oreille moyenne, aussi inefficace contre la méningite suppurée que contre l'abcès cérébral? C'est qu'il existe des cas dans lesquels on voit disparaître de la sorte des symptômes de méningite fort accentués : céphalalgie, fièvre, vomissements, sautes brusques de température, névrite optique même.

Quelques observations fort remarquables à cet égard ont été publiés dans ces dernières années par Sainsbury et Battle, par Byrom Bramwell, par Kellock Barton, par Ad. Barth, par Arthur Barker. Moi-même j'ai vu deux malades dont l'histoire est probante.

Le premier est un garçon qui fut apporté à l'hôpital dans le coma, avec état typhoïde et 40° de température ; du côté droit, où il y avait otorrhée, je lui trépanai d'urgence l'apophyse et la caisse, et les troubles cessèrent comme par enchantement.

Dans le second cas, il s'agit d'une fillette à laquelle j'avais déjà, quelque temps auparavant, ouvert un abcès mastoïdien et curetté la caisse atteinte de suppuration chronique. Il persista une fistule pour laquelle je reçus l'enfant à l'hôpital, dans l'intention de tenter une nouvelle opération, si je ne réussissais pas à obtenir la cicatrisation à l'aide de pansements méthodiques. Au bout de quelques jours, je vis la température monter, avec irrégularité, aux environs de 39°; l'enfant vomissait, avait par moments de la céphalalgie et par moments de la somnolence, n'allant pas toutefois jusqu'au coma; le pouls restait bon, l'examen ophtalmoscopique ne fut pas pratiqué. Comme j'avais déjà vu chez d'autres malades des poussées analogues, vite calmées, je restai d'abord dans l'expectative. Mais au cinquième jour, voyant que les accidents persistaient, je débridai la fistule, je fis un curettage complet de l'apophyse et de la caisse et je tamponnai la cavité largement béante.

L'amélioration, il est vrai, ne fut pas aussi rapide, j'allais dire aussi brutale, que dans le cas précédent. Pendant près de quinze jours persista une fièvre irrégulière, avec de la céphalalgie et un peu de somnolence. Comme il me semblait, cependant, qu'il y avait plutôt du mieux, je ne me hâtai pas d'ouvrir la cavité crânienne, et bien m'en prit, car peu à peu les symptômes s'amendèrent et j'ai revu l'enfant il y a quelques jours, entièrement guérie, un an environ après l'intervention.

Comment faut-il interpréter les faits de ce genre? on les a attribués à une simple irritation des méninges au voisinage d'une oreille infectée, à quelque chose que l'on pourrait comparer à ce péritonisme qui vient si volontiers compliquer une inflammation péritonéale limitée ou même juxta-péritonéale. Mais même si on envisage les choses de la sorte, on n'en saurait conclure que l'on aurait aussi bien obtenu la guérison sans intervention opératoire. Parmi les observations que j'ai citées il y a un instant, je reconnais que chez le malade de Kellock Barton on réussit à l'aide de simples frictions mercurielles ; mais dans tous les autres cas on a assuré l'écoulement du pus, par la paracentèse du tympan ou par l'ouverture de l'apophyse selon l'état des lésions et tous les chirurgiens penseront certainement que telle doit être la règle immuable.

D'ailleurs, sans qu'il y ait suppuration, la mort peut être la conséquence de ces lésions méningitiques de voisinage, et Körner, auquel nous devons une monographie récente sur les complications intra-crâniennes des otites, nous apprend que chez l'enfant on observe quelquefois des méningites rapidement mortelles où on ne trouve pas de pus à l'autopsie, mais seulement de la congestion et de l'œdème des méninges et du cerveau. Il en fut ainsi par exemple, dans un cas de Schwartze.

Dans ces faits Körner admet, avec Huguenin, qu'il s'agit d'une « méningite à streptocoques incomplète », et, toutes réserves faites sur le microbe causal, c'est cette opinion qui, dans l'état actuel de la science, est la plus séduisante. Il y a beau temps que l'on connaît l'œdème de voisinage et l'infiltration phlegmoneuse qui en deux zones concentriques entourent un foyer purulent et vite disparaissent lorsque le pus est évacué. Il est bien vraisemblable qu'autour de l'oreille moyenne infectée et se vidant mal se produisent de même une infiltration, un œdème, une congestion septiques capables de rétrocéder lorsque le foyer initial a été désinfecté.

La rétrocession peut être spontanée, ou à peu près, je viens de le dire; ou bien elle a lieu après l'emploi de moyens simples, tels que le lavage de la caisse. Mais je crois qu'on aurait tort de compter sur un succès de ce genre. D'autant mieux qu'après une guérison apparente il faut craindre la persistance d'une épine inflammatoire, capable de provoquer le retour d'accidents, cette fois mortels. Ainsi, Politzer a vu une fille de 12 ans, qui fut prise de troubles cérébraux à forme typhoïde, avec délire, puis coma; grâce à des irrigations de l'oreille, elle guérit en trois semaines, mais après deux ans de santé parfaite elle mourut, en quarante-huit heures, d'une méningite suraiguë.

Je crois qu'une menace de ce genre est une indication à en finir le plus vite possible avec la suppuration auriculaire et qu'on ne doit pas laisser de pus stagner dans la caisse ni dans l'apophyse. S'il existe des signes d'inflammation à la région mastoïdienne, il va sans dire que la trépanation s'impose; mais lorsque les cellules paraissent intactes ou à peu près, lorsqu'il n'y a pas d'œdème rétro-auriculaire, même alors je crois qu'il est prudent de les ouvrir. On sait en effet que presque toujours leur muqueuse participe à l'inflammation de la caisse, et pour ces cas, où la vie est en jeu à brève échéance, il ne serait pas prudent de s'attarder aux moyens simples, la douche d'air par exemple, dont l'efficacité est cependant grande chez

bien des sujets. Le malade auquel j'ai fait allusion il y a
un instant est la preuve de ce que j'avance. Comme il n'y
avait aucun abcès rétro-auriculaire, comme l'œdème était
à peu près nul, j'aurais pu songer à déterger la caisse par
un lavage, puis par la douche d'air : or l'opération m'a
conduit sur une petite collection de pus hémorrhagique et
mal lié entourant le sinus latéral, et il est bien certain que
par les voies naturelles l'évacuation de cette collection
eût été impossible.

De ce qui précède, il résulte qu'il y a des sujets chez
lesquels les symptômes sont ceux d'une méningite subaiguë, ou même aiguë, et chez lesquels cependant l'intervention chirurgicale procure la guérison, en agissant seulement sur l'oreille. C'est là un argument puissant pour
inciter le chirurgien à ne pas craindre d'intervenir même
lorsqu'il n'a presque pas de chance de se tromper en dia-
gnostiquant une méningite suppurée. Ce qui doit également l'encourager à opérer, c'est qu'une méningite
suppurée circonscrite peut guérir après drainage, et tout
récemment Stewart a publié un cas de ce genre, où il
fallut inciser la dure-mère pour évacuer une collection
purulente : la malade guérit.

Je n'ai pas voulu, jusqu'à présent, étudier en détail
les indications précises de l'intervention dans les otites
compliquées de méningite; j'ai simplement cherché à faire
voir qu'à côté de la forme suraiguë, contre laquelle nous
sommes impuissants, il est des formes atténuées, dans
leur virulence ou dans leur étendue, qui sont jusqu'à un

certain point justiciables de notre action ; j'ai dit, chemin faisant, que parfois l'évolution clinique ressemble de fort près à celle d'un abcès. Ces deux propositions doivent être retenues pour le moment où, dans une vue d'ensemble, je chercherai à établir à quelles règles générales le chirurgien doit se conformer en présence d'un otite compliquée d'accidents encéphaliques. La conclusion que je désire tirer actuellement est la suivante : d'une manière générale, l'intervention opératoire est justifiée car, si elle n'améliore pas la méningite aiguë diffuse, au moins elle ne l'aggrave en rien, et si, au contraire, il s'agit de méningite subaiguë, elle peut procurer la guérison.

II. — Phlébite des sinus

La participation des sinus de la dure-mère aux inflammations de l'oreille moyenne est loin d'être rare, et personne ne songera à s'en étonner, après avoir vu les rapports du sinus latéral avec l'apophyse, du sinus pétreux supérieur et de la jugulaire avec les parois supérieure et inférieure de la caisse. Mais si la fréquence de ces phlébites est notable, il est excessif de dire, avec Poulssen, que c'est une lésion constante lorsqu'une otite moyenne cause la mort par complications intra-crâniennes.

D'après le relevé fait par Poulssen à l'hôpital de Copenhague, sur 28 cas de ce genre, toujours il y avait à l'autopsie une thrombose des sinus. A cette manière de voir on doit faire immédiatement une objection : il s'agit là de cas abandonnés à eux-mêmes et ayant causé la mort, on ne peut donc rien en conclure sur les lésions initiales, et si cela démontre qu'à la période ultime la complexité des lésions est telle que le chirurgien doive désarmer, par contre, les succès assez nombreux obtenus dans ces dernières années par des opérations bien conduites, prouvent que souvent nous sommes en droit, cliniquement au moins, de considérer comme négligeable la phlébite associée aux abcès.

Cette question préjudicielle, importante pour le moment où nous parlerons du traitement des abcès, a perdu une partie de son intérêt depuis que nous savons nous attaquer directement aux sinus intra-crâniens thrombosés, comme nous allons le dire en étudiant les cas les plus simples, ceux où la phlébite existe à l'état isolé, ou associée simplement à un abcès sous-dural.

Un premier point à indiquer est la rareté relative de la phlébite des sinus chez l'enfant, et de cela on donne volontiers comme explication, que dans le jeune âge l'apophyse est peu développée, en sorte que les connéxions de l'oreille moyenne avec le sinus latéral sont beaucoup moins étendues qu'elles ne seront plus tard.

Que l'apophyse soit peu développée chez l'enfant, et surtout chez l'enfant du premier âge, le fait est incontestable ; que, d'autre part, la phlébite soit beaucoup plus rare que la méningite chez l'enfant, le fait est encore certain, et pour ma part, chez les sujets que j'ai opérés ou autopsiés, je n'ai jamais rencontré de thrombose du sinus latéral, tandis que, comme je viens de le dire, j'ai enregistré plusieurs cas de méningite. Mais je dois ajouter que plusieurs fois, même chez de tout jeunes enfants, j'ai vu le sinus latéral largement à nu dans la plaie après que j'ai eu enlevé à la curette tout l'os carié, enflammé, suppuré. Mais chez aucun de ces sujets le sinus n'était thrombosé, et il n'existait pas de symptômes de pyohémie comme on en observe quelquefois chez l'adulte.

Toutefois, si dans ma pratique personnelle — quoiqu'elle soit fort étendue, puisque j'ai trépané plus de 80 apophyses — je n'ai pas rencontré de thrombose du sinus chez l'enfant, d'autres auteurs ont dû intervenir à cet âge et il est bon de vulgariser les règles qui les ont guidés.

Il faut savoir, d'abord, comme le fait justement remarquer M. le professeur Duplay, que l'ostéite est l'intermédiaire à peu près obligé entre la phlébite des sinus et l'otite moyenne; en outre, presque toujours il y a mastoïdite, et l'infection frappe le sinus latéral. Ainsi, la filiation des accidents est la suivante : l'ostéite atteint toute l'épaisseur de la paroi de la gouttière latérale, et entre l'os et la dure-mère se constitue un abcès qui infecte le sinus. Alors a lieu la thrombose septique, avec ou sans suppuration intra-veineuse, oblitérant le sinus jusqu'au pressoir d'Hérophile, et la veine jugulaire au cou sur une longueur variable. On a noté la communication directe de la cavité du sinus perforé avec celle de l'abcès sous-dural.

L'existence de cet abcès sous-dural est presque constante, mais Arbuthnot Lane va un peu loin en déclarant qu'elle est constante. Certes, sur les 10 interventions dont il a publié les résultats en août 1893, toujours il l'a constatée, mais on ne saurait faire table rase des autopsies où il est expressément noté que la propagation s'était faite au sinus par la voie veineuse, sans collection de pachyméningite externe suppurée.

En pratique, toutefois, sachons que lorsque nous diagnostiquerons une phlébite des sinus, nous devrons diriger notre intervention de façon à attaquer en même temps une ostéite mastoïdienne avec abcès sous-dural.

Avec le sinus latéral, ou sans lui, la phlébite peut atteindre tous les autres sinus en rapport avec le rocher.

Autour des veines enflammées, et surtout de la jugulaire à la base du crâne, l'infection se propage aux nerfs pneumogastrique et spinal, au ganglion de Gasser, d'où des modalités cliniques quelquefois un peu spéciales.

D'après tout ce qui précède, on conçoit que la phlébite doive toujours être annoncée par les symptômes d'une mastoïdite aiguë, subaiguë ou chronique, avec abcès ou avec fistule, et la poche de pachyméningite externe suppurée provoque de la céphalée, une douleur locale profonde, quelquefois une réaction de méningite avec raideur de la nuque, avec névrite optique; et je rappellerai que chez un de mes opérés, dont j'ai résumé l'histoire il y a un instant, il existait des symptômes graves de méningite et que je trouvai, comme lésion prédominante, une petite collection séro-sanguinolente entre la gouttière latérale et son sinus.

A ces symptômes viennent s'ajouter, avec une rapidité variable, ceux de l'infection du sinus, d'abord insidieux, puis nets. La céphalalgie devient plus intense, puis s'établit un sentiment de malaise avec nausées, parfois avec vomissements ; enfin apparaissent des symptômes caractéristiques, les oscillations thermiques brusques et les frissons. C'est qu'alors dans nombre de cas, et abstraction faite des signes locaux dont je m'occuperai plus loin, le tableau général est avant tout celui de la pyohémie, avec délire quelquefois, avec symptômes divers d'excitation cérébrale.

Il n'est pas rare, surtout lorsque l'évolution est rapide, qu'il n'y ait pas de signes révélateurs de l'occlusion du sinus latéral. Gowers insiste sur ce fait et montre qu'alors les symptômes relèvent plutôt de la méningite concomitante ou de la pyohémie. Le chirurgien doit donc savoir que la marche de la température, son élévation soudaine associée aux frissons répétés, restent les meilleurs signes de la thrombose des sinus.

Cependant, lorsque la marche n'est pas trop aiguë, surviennent progressivement de nouveaux symptômes qui assurent le diagnostic.

La coagulation descend dans la jugulaire, souvent jusqu'à l'embouchure du tronc thyro-linguo-facial ; de là une gêne des mouvements du cou, et la palpation fait sentir sous le bord antérieur du sterno-mastoïdien un cordon dur et douloureux. Un degré de plus, et les ganglions voisins s'engorgent, le tissu conjonctif s'enflamme et même suppure, la peau rougit. En même temps la gêne de la circulation veineuse se traduit par de l'œdème de la face, par des étourdissements et des vertiges. Enfin les nerfs spinal, pneumo-gastrique et glosso-pharyngien peuvent être comprimés dans le trou déchiré postérieur par le tronc veineux augmenté de volume.

Un autre symptôme important de la phlébite des sinus est la névrite optique, constatée par exemple chez des malades que Barker a opérés avec succès.

Lorsque la phlébite occupe la jugulaire dans le triangle maxillo-pharyngien, avec participation des ganglions et du tissu conjonctif, un diagnostic assez intéressant est à établir avec la mastoïdite de Bezold. C'est une mastoïdite dans laquelle l'abcès, au lieu de se collecter dans la région rétro-auriculaire, se constitue à la face interne de la pointe, vers la rainure digastrique, et remplit alors le triangle maxillo-pharyngien. Ce siège, d'ailleurs, n'est pas réservé aux abcès mastoïdiens, et j'ai opéré un homme, qui est mort quelques jours après d'hémorrhagie foudroyante, chez lequel une volumineuse poche latéro-pharyngienne était due à une nécrose auriculaire de la face inférieure du rocher et laissait écouler un flot de pus par l'oreille dès qu'on le comprimait avec le doigt introduit dans la gorge ou enfoncé sous l'angle de la mâchoire. Il en était de même chez un enfant qui a guéri, en sorte que la nature exacte de la lésion initiale m'a échappé, mais chez lequel la mastoïde, explorée, a été trouvée saine.

On aura donc soin, dans les cas de ce genre, de palper

attentivement la région angulo-maxillaire, de pratiquer le toucher pharyngien avec palper bimanuel, de façon à ne pas méconnaître un abcès latéro-pharyngien qu'en tout état de cause il importe d'ouvrir. Et s'il existe un abcès de ce genre, après l'avoir incisé, on explorera immédiatement la pointe de l'apophyse. Au reste, cette incision sur le bord antérieur du muscle sterno-mastoïdien est également ment un temps de l'opération en cas de phlébite des sinus.

Je n'insisterai pas sur les signes spéciaux qui traduiraient la phlébite de tel ou tel sinus en particulier : pétreux supérieur, longitudinal supérieur, caverneux. Je signalerai l'œdème douloureux et inflammatoire de la région rétro-auriculaire lorsque s'enflamme la veine mastoïdienne, car l'analogie est alors notable avec un abcès mastoïdien, et d'ailleurs dans un cas comme dans l'autre, la trépanation de l'apophyse s'impose. Même s'il existe une thrombose des sinus, en effet, une action chirurgicale directe et énergique peut sauver le malade.

Sans doute, la guérison peut également être spontanée, ou à peu près. Le professeur Duplay, par exemple, en cite un fait probant, et M. Chauvel a publié un intéressant mémoire pour démontrer que la septico-pyohémie d'origine auriculaire, est d'une nature relativement bénigne ; si bien que chez deux malades, sans même trépaner l'apophyse, il a obtenu la guérison en incisant au fur et à mesure les abcès pyohémiques qui se sont collectés successivement dans les membres.

Malgré ces succès, je crois qu'il est beaucoup plus pru-

dent d'assurer avant tout le libre drainage de la lésion
locale initiale, de ne rien laisser stagner dans l'oreille
malade, ni même dans le sinus infecté. Les cures obtenues
sans agir sur l'oreille nous prouvent seulement que la
bénignité relative des accidents nous laisse le temps de
la réflexion et de l'intervention.

Quelle doit être cette intervention? Bien entendu, tout
d'abord une trépanation complète de l'apophyse et de la
caisse. Presque toujours, lorsqu'il y a phlébite du sinus
on trouvera l'os friable vers la gouttière latérale et même
lorsque les signes n'auront pas permis le diagnostic préa-
lable, on sera conduit de proche en proche jusqu'à l'abcès
sous-dural si, comme on doit toujours le faire quand on
ouvre une apophyse enflammée, on a soin d'évider attentivement à la curette tous les points où mord le tranchant,
manié avec douceur. C'est ainsi que plusieurs fois j'ai vu
le sinus largement à nu une fois mon intervention ter-
minée.

Dans ces cas, je n'ai pas songé un instant à aller plus
loin, parce que les enfants ne présentaient aucun trouble
cérébral ou pyohémique au moment de mon intervention.
En outre, le sinus dénudé m'apparut toujours mou et
dépressible, en sorte que je crus pouvoir éliminer l'hy-
pothèse d'une thrombose, quoique la paroi veineuse fût
au contact direct d'un os enflammé. Et c'est cette dernière
constatation qui m'a dissuadé d'ouvrir le sinus dans le
cas auquel j'ai fait allusion plus haut.

Mais, malgré un succès de Knapp, je ne conseille pas

de s'en tenir à la trépanation de l'apophyse lorsque, cliniquement ou par les constatations faites au cours de
l'opération, on reconnaît l'existence d'une coagulation
septique dans le sinus latéral.

D'abord, et ce que je viens de dire de ma pratique personnelle le confirme, on a appris, à mesure que se mul-
tipliaient les trépanations de la mastoïde, que la dénudation
des sinus n'avait aucune espèce de gravité, si l'opération
était conduite antiseptiquement; on savait d'ailleurs depuis
plusieurs années que, malgré l'opinion naguère encore
classique, il en est ainsi pour tous les gros troncs veineux.
Ensuite, en ouvrant l'apophyse il est arrivé à d'assez
nombreux chirurgiens d'entrer dans le sinus et cette complication, autrefois mortelle, a été conjurée avec succès,
dans maintes circonstances, par un tamponnement à la
gaze iodoformée.

Donc, aborder largement le sinus latéral, l'ouvrir même,
il n'y a plus là de quoi faire trembler les chirurgiens
modernes : de là à chercher l'isolement et la désinfection
des sinus atteints par la thrombose septique il n'y avait
qu'un pas, et ce pas a été franchi il y a trois ou quatre
ans par A. Lane, par Ballance et Shattock en Angleterre,
par Salzer à Vienne. Depuis, les interventions se sont
multipliées, en Angleterre surtout.

En principe, l'opération doit être conduite de la manière
suivante : lier la jugulaire au cou, au-dessous du caillot,
trépaner largement l'apophyse, puis inciser le sinus qu'on
débarrasse de son caillot, ainsi que le segment supérieur

de la jugulaire, irriguer la cavité veineuse et la tamponner enfin à la gaze iodoformée.

La ligature de la jugulaire a pour but de barrer la route aux embolies septiques auxquelles le caillot donne naissance, et de plus elle est indispensable pour que l'on puisse désinfecter complètement le segment veineux malade. Elle est de beaucoup préférable à la pratique qui consiste à respecter, comme faisant bouchon, l'extrémité inférieure du caillot. Que ce soit un bouchon contre l'hémorrhagie, contre l'entrée de l'air, je le veux bien, mais c'est un bouchon septique, et personne ne s'étonnera qu'il ait pu causer plusieurs fois la continuation des accidents. On ne le respectera donc que si l'on ne peut pas faire autrement, c'est-à-dire si, comme Parkins, l'on opère à un moment où le caillot descend déjà trop bas pour que l'on puisse passer le fil au-dessous de lui.

Puisque la ligature de la jugulaire au-dessous du caillot est indiquée toutes les fois qu'elle est possible, il est évident qu'elle devra être le premier temps de l'opération : sans elle, en effet, on risque l'hémorrhagie, l'entrée de l'air, l'embolie d'un fragment volumineux déplacé pendant les manipulations opératoires et allant obstruer le cœur ou l'artère pulmonaire. Il serait absurde de terminer l'intervention par un temps qui, pratiqué en premier, met à l'abri de ces complications. Il est bien suffisant d'être exposé à ces graves dangers dans les cas où on trouve, au cours d'une trépanation de l'apophyse, une phlébite que l'on n'avait pas diagnostiquée ou que l'on avait simplement soupçonnée, où c'est de proche en proche que l'on est conduit jusqu'à l'intérieur du sinus. Et même alors il serait préférable, à mon sens, de placer sur la veine, au cou, une ligature protectrice, avant de procéder à l'évacuation complète des caillots.

Revenons à l'opération réglée : son deuxième temps, ai-je dit, doit être la trépanation de l'apophyse, poussée jusqu'au sinus. Aucun chirurgien n'a eu, aucun chirurgien n'aura l'idée d'agir autrement, d'ouvrir le sinus sans passer par l'apophyse : en premier lieu parce que c'est, vu la variabilité des rapports du sinus avec les repères extérieurs, le procédé le plus sûr pour le trouver; en second lieu, parce que la mastoïde est dans ces cas toujours malade, même quand elle paraît saine extérieurement; en troisième lieu, enfin, parce qu'entre elle et le sinus existe presque toujours, comme je l'ai dit précédemment, une poche sous-durale qu'il importe d'évacuer. Le sinus une fois abordé dans sa portion mastoïdienne, on l'incise sur 2 à 3 centim. de long, et il est facile d'agrandir la brèche, comme l'ont fait Cheatle, Lane, jusqu'aux environs du pressoir d'Hérophile.

Voilà la jugulaire liée, le sinus ouvert. Reste à effectuer le troisième et dernier temps, la désinfection du segment veineux infecté. Il ne sera pas inutile d'entrer à cet égard dans quelques détails de technique, que j'emprunterai surtout à A. Lane. Il s'agit, je le sais, d'une intervention à laquelle se livreront seuls les chirurgiens de profession, mais elle a, même pour ceux qui ne la pratiqueront jamais, l'attrait de la nouveauté.

Le caillot mis à nu est saisi avec une pince et est mobilisé par des tractions exercées alternativement vers les deux extrémités. Le bout jugulaire sera, en principe, extrait le premier. Mais il va sans dire qu'on commencera par le bout qui semblera se mobiliser le mieux. Au reste, c'est d'ordinaire le bout jugulaire qui vient le plus aisément, et on a noté que lorsqu'une extrémité reste dans le sinus, c'est en général celle du pressoir d'Hérophile. C'est heureux, puisque la ligature au delà étant impossible, il a une certaine utilité pour éviter l'hémorrhagie sans être très dangereux au point de vue des embolies.

Lorsque le golfe jugulaire est débarrassé, l'hémorrhagie est le plus souvent minime, les sinus pétreux supérieur et inférieur, thrombosés d'ordinaire, n'amènent que peu ou pas de sang. Il n'en est pas de même, cela va sans dire, lorsqu'on débouche le pressoir d'Hérophile, ce que certains auteurs conseillent de faire de parti pris, à la curette au besoin si le caillot se fragmente. Alors s'élance un énorme jet de sang noir, utile jusqu'à un certain point pour laver le sinus infecté, mais qu'il importe d'arrêter au plus vite. Heureusement qu'à cela suffit toujours le tamponnement à la gaze iodoformée ou au catgut; ce dernier agent ayant l'avantage d'être résorbable, en sorte qu'on n'a plus à s'occuper du tampon. Dans aucun cas on n'a observé d'hémorrhagie consécutive.

Après avoir ainsi arrêté le sang du bout central, on a tout loisir pour nettoyer la cavité veineuse entre le sinus latéral ouvert et la ligature de la jugulaire. Rien n'est plus facile, après avoir coupé la veine au-dessus du fil, que de faire passer en abondance une solution de sublimé à 1/2000. Cela fait, la toilette de l'oreille est parachevée, puis on termine par un tamponnement à la gaze iodoformée.

La conduite à tenir est la même, affirme A. Lane, lorsqu'il existe des signes de pyohémie et qu'au cours de l'intervention on trouve le sinus libre, sans caillot oblitérant. N'est-il pas plus utile encore d'empêcher cette veine, où n'existe aucun obstacle naturel, de verser dans l'économie le poison qu'elle puise sans cesse dans l'oreille? Liez donc la jugulaire et désinfectez à la fois mastoïde et sinus. Le danger d'hémorrhagie, certes, est plus grand que dans les cas précédents, mais on peut sans trop de peine y parer

L'argument à opposer à ces hardiesses est que, comme l'a montré M. Chauvel, ces pyohémies guérissent assez bien par l'incision simple des abcès extérieurs. Néanmoins, aucune statistique ne vaut celle de Lane qui, sur 9 opérations (dont 7 avec ouverture du sinus et 2 avec simple dénudation), compte 7 guérisons. Et si à ces observations on additionne celles que l'on trouve éparses dans la littérature, on trouve encore 23 guérisons sur 33 cas. C'est une fort belle proportion, et nous arrivons à conclure que les phlébites et pyohémies d'origine auriculaire exigent la trépanation de l'apophyse et la désinfection du sinus latéral, après ligature de la jugulaire au cou.

III. — Abcès intra-craniens.

Les abcès intra-crâniens consécutifs aux suppurations de l'oreille moyenne sont de deux espèces :

1° Des collections purulentes qui se forment entre l'os et la dure-mère plus ou moins épaissie : pachyméningite purulente externe ;

2° Des collections purulentes situées à l'intérieur même de la substance des centres nerveux : abcès encéphaliques.

Ici, en effet, je ferai abstraction des suppurations enkystées par méningite circonscrite, cas exceptionnels que j'ai cru plus rationnel de faire rentrer dans l'histoire de la méningite.

1° *Pachyméningite purulente externe.* — Les collections de la pachyméningite externe purulente pourraient être considérées comme les abcès sous-périostiques intra-crâniens du rocher frappé par l'ostéite. Au point de vue de leur genèse, elles sont tout à fait comparables aux abcès extérieurs, rétro-auriculaires, qui compliquent si souvent les inflammations mastoïdiennes.

Déjà, en décrivant la phlébite des sinus, j'ai eu à dire que presque toujours une suppuration de ce genre baigne la face externe de la veine malade. Dans un instant, j'aurai à faire voir que d'ordinaire les abcès encéphaliques, eux aussi, sont associés à une poche sous-durale et à tirer de là des conclusions thérapeutiques.

Les cas dans lesquels l'abcès sous-dure-mérien existe seul, sans complication du côté des sinus ou de l'encéphale sont plus rares, de beaucoup, si l'on s'en rapporte aux autopsies. Mais il n'en est plus de même lorsque l'on étudie attentivement ce qui se passe au cours des opérations sur l'apophyse; si, selon une règle formelle, on trépane la mastoïde et on l'évide aussitôt qu'on y constate un abcès ou une fistule. Alors, dans les cas chroniques, il n'est pas exceptionnel, je le répète, qu'après avoir enlevé tout l'os enflammé et friable, on mette à nu la face externe de la dure-mère, fongueuse et suppurée. C'est là le premier stade, et par l'intervention précoce on prévient presque toujours les infections plus profondes.

La face postérieure du rocher est le siège le plus fréquent de ces décollements de la dure-mère par des fongosités ou par une collection purulente proprement dite. Puis vient le toit de la caisse ; exceptionnellement la face antérieure.

Lorsqu'on laisse évoluer la lésion jusqu'à ce que se collecte un véritable abcès, des signes fonctionnels nouveaux peuvent venir se surajouter aux symptômes de l'otite moyenne et de la mastoïdite : fièvre, douleurs de la région temporo-mastoïdienne, accidents de compression intra-crânienne. Ces derniers, souvent absents, paraissent survenir plus volontiers chez l'enfant que chez l'adulte. Ils consistent en somnolence, vomissements, quelquefois avec ralentissement du pouls, hémiplégie croisée, troubles de la parole.

Si l'on constate des phénomènes de ce genre, on doit, après avoir ouvert l'apophyse et la caisse, abattre sans coup férir, à la gouge et au maillet, la paroi postérieure, puis la paroi supérieure de la cavité osseuse, même quand elles paraissent saines. Mais il n'en sera pas souvent ainsi :

la plupart du temps on trouve alors du côté de l'os, ramolli par l'ostéite, des lésions qui peu à peu conduisent jusqu'à la dure-mère, qu'il y ait eu ou non des signes fonctionnels ayant permis de soupçonner le diagnostic. La pachyméningite suppurée externe est, en effet, souvent latente, et tout ce que je puis dire c'est que chez les enfants dont j'ai de la sorte dénudé la dure-mère, rien ne m'avait fait prévoir que j'aurais à pousser mon intervention aussi loin.

2° *Abcès encéphaliques.* — Si l'on fait une classe à part des suppurations d'origine traumatique, le praticien doit se souvenir que les otites mal soignées sont la cause habituelle des abcès de l'encéphale. Je crois inutile, au point de vue exclusivement pratique où je me place ici, de m'étendre longuement sur les études que divers auteurs, O. Körner surtout, ont entreprises pour prouver que les complications intra-crâniennes sont plus à craindre pour les otites droites que pour les gauches, chez les brachycéphales que chez les dolichocéphales. Körner en tire, sans doute, une conclusion qui semble fort pratique : trépaner plus vite l'apophyse quand la lésion siège à droite et chez un brachycéphale. Mais il est plus pratique encore d'enseigner que l'on doit traiter aussi rapidement et aussi énergiquement que possible les otites aiguës ou chroniques, quels que soient le côté malade et la forme du crâne.

A la période aiguë de l'otite, les complications intra-crâniennes sont rares, et parmi elles l'abcès surtout est exceptionnel. Ce que l'on observe parfois, et principalement chez l'enfant, c'est la méningite, et le but principal que l'on poursuit par le traitement précoce des otites, c'est d'éviter la propagation à l'apophyse et le passage à l'état chronique, avec lésions osseuses capables d'engendrer les accidents les plus graves.

Presque toujours, en effet, je ne me lasserai pas d'y revenir, abcès, phlébites, méningites relèvent d'otites qui se sont constituées à l'état chronique, avec ostéite plus ou moins étendue; et pour les abcès comme pour les phlébites la règle est qu'avant d'envahir les centres nerveux le pus ait formé entre l'os et la dure-mère une poche plus ou moins étendue, en contact direct avec l'abcès encéphalique. Cette règle a des exceptions, et on a vu des abcès situés au beau milieu du cerveau sans que la dure-mère fût décollée auprès d'eux ; on en a même vu du côté opposé à la lésion auriculaire. Ces faits sont d'ailleurs devenus plus rares depuis que, pour tenter d'intervenir avec plus de chances de succès, on a mieux étudié les lésions auriculaires, sur le vivant et sur le cadavre.

Mais pourquoi intervenir, penseront quelques pessimistes. Les relevés de A. Robin ne nous prouvent-ils pas que, pièces en main, presque toujours à l'abcès sont associées la phlébite, la méningite? que bien rarement on eût été en droit d'espérer un succès chirurgical? Il est d'abord aisé de répondre que la phlébite des sinus n'est plus au-dessus des ressources de l'art : je viens de le montrer dans le chapitre précédent. Et puis, que prou-

vent les statistiques d'autopsies ? que très souvent la
lésion, abandonnée à elle-même, ne devient pas seulement
mortelle, mais qu'en outre elle était au moment de la mort
opératoirement incurable. Mais dans tout cela rien ne
démontre que, dès le début, il en ait été ainsi. Bien au
contraire, et quel que soit le rôle pathogénique attribué à
l'infection veineuse dans la genèse des suppurations éloi-
gnées, il semble bien qu'en réalité les lésions soient d'abord
limitées : abcès sous-dural, abcès encéphalique ; plus tard
seulement surviennent la phlébite des sinus, la méningite.
Il est prouvé, en outre, que la plupart du temps l'abcès est
unique ; que, d'autre part, sa marche est d'ordinaire lente,
et que souvent, malgré l'opinion ancienne, une membrane
limitante l'enkyste, condition très favorable à l'intervention.

Ainsi, certaines autopsies déjà plaident pour l'ouver-
verture des abcès cérébraux d'origine auriculaire ; en
outre, les chirurgiens modernes n'ont pas tardé à obtenir
des succès remarquables, en sorte qu'aujourd'hui le principe de l'intervention est admis sans conteste. Mais il
faut avant tout, bien entendu, que nous ayons pu diagnostiquer l'existence et le siège de la collection purulente. Voyons donc quels sont les principaux symptômes
de ces abcès et leur valeur séméiologique.

Avec Bergmann, on peut diviser en trois classes les
symptômes des abcès cérébraux, auriculaires ou autres :
1° signes de suppuration ; 2° signes diffus d'hypertension
intra-crânienne ; 3° signes de localisation.

1° Le *signe de suppuration* est la fièvre, qui se traduit par une hyperthermie assez irrégulière, et si l'on a vu la température monter à 40°, 41°, il faut se souvenir aussi que parfois il n'en est ainsi qu'à la période tout à fait terminale et que jusque-là le thermomètre ne dépasse pas 38°, 38°,5 ; il y a même des malades chez lesquels la fièvre est nulle. Dans un relevé récent, sur 52 cas, Allport a trouvé 42 fois une température moyenne et 8 fois seulement une hyperthermie considérable, 2 fois enfin, il y avait hypothermie.

Les frissons sont quelquefois observés, mais ils sont ici moins fréquents que dans le cours de la phlébite des sinus avec pyohémie.

Dans la majorité des cas, il y a de la fièvre, et, d'autre part, cette fièvre a coutume de subir des exacerbations vespérales. Mais en cela, les suppurations intra-crâniennes d'origine auriculaire ne font que suivre la loi commune à toutes les suppurations, et ce qui vient ici compliquer la besogne du clinicien, c'est que presque toujours la fièvre s'explique aussi bien par la rétention du pus dans la caisse et dans les cellules mastoïdiennes. Lorsqu'on voit un sujet dont la plaie de la tête ne suppure pas ou est cicatrisée, subir des oscillations thermiques à maximum vespéral, même en dehors de tout symptôme cérébral, on est en droit de redouter un abcès du cerveau. Mais avec une oreille qui suppure, l'argument devient de nulle valeur, même quand il n'y a pas d'abcès mastoïdien évident. A plus forte raison, n'y a-t-il rien à tirer de ces investigations pour différencier un abcès sous-dural et un abcès encéphalique, et l'on doit conclure que, seuls, les troubles fébriles associés à des troubles cérébraux acquièrent une valeur séméiologique réelle.

2° Les *troubles cérébraux diffus* relèvent à la fois de l'hypertension intra-crânienne que crée la poche purulente par son volume et de l'irritation de voisinage des méninges, du cerveau.

De ces symptômes, la céphalalgie est le plus important par sa fréquence et sa précocité. D'abord légère, elle s'aggrave peu à peu, devient intense, paroxysmale, s'exagère par tout ce qui accroît la pression sanguine intra-crânienne. D'une manière générale, son siège répond *à peu près* à celui de l'abcès, mais si, par exception, cette notion a pu guider Horsley, Lohmeyer, il convient d'affirmer immédiatement que l'opérateur ne doit pas sans motif spécial se laisser tenter par une douleur localisée, car on a vu la souffrance se manifester juste à l'opposé du point envahi par l'abcès. La céphalalgie a une valeur réelle pour le diagnostic de l'existence, mais elle doit en principe être négligée pour le diagnostic du siège.

Le vertige est souvent noté dans les observations. Il marche d'ordinaire parallèlement à la céphalalgie. Ici intervient une cause d'erreur : une lésion du labyrinthe.

A cela se joignent souvent deux symptômes fort importants : les vomissements et le ralentissement du pouls. Des vomissements, toutefois, il ne faudrait pas exagérer la valeur, car la méningite également les provoque ; et sur-

tout on aurait tort de trop les considérer comme caractéristiques d'une lésion cérébelleuse. C'est d'ailleurs un
point sur lequel j'aurai à revenir.

La respiration est lente, superficielle, mais régulière.
Son irrégularité est un symptôme de méningite. Les convulsions sont rares.

La gêne du fonctionnement cérébral se traduit encore
par des modifications du caractère, de la paresse intellec-
tuelle, de l'inaptitude au travail, du délire tranquille et
intermittent, de la somnolence. C'est à la fin seulement
qu'apparaît le coma.

Jusqu'à présent, je n'ai énuméré que des troubles fonctionnels. Les seuls signes physiques à mentionner sont
la névrite optique et l'inégalité pupillaire. Mais l'inégalité
pupillaire n'a rien de fixe. Quant à la névrite optique,
unilatérale ou bilatérale, homonyme ou croisée, nous
l'avons déjà rencontrée dans la description des méningites,
même bénignes, de la phlébite des sinus, et on doit en
conclure qu'il n'y a aucun fonds à faire sur elle, pour le
diagnostic de l'existence aussi bien que pour celui du siège
de l'abcès. Tout ce qu'elle prouve, c'est qu'il existe une
complication intra-crânienne exigeant une prompte intervention, mais elle ne prouve même pas que cette intervention doive dépasser les limites de l'oreille moyenne.

Une notion de premier ordre nous est fournie par
l'étude attentive de la marche des accidents, car la plupart du temps l'abcès évolue assez lentement, si bien
même qu'il peut être tout à fait latent, et se traduit peu à

peu par des symptômes dont le mode d'association doit être analysé avec soin.

Aucun des symptômes, en effet, n'a une valeur séméiologique absolue si on l'envisage isolément; et même si l'on prend dans leur ensemble les signes du premier groupe, n'est-ce pas le vulgaire tableau d'une suppuration banale? et ceux du second groupe ne sont-ils pas identiques à ceux d'une tumeur cérébrale quelconque? Mais ce qui éclaire tout, lorsque l'on peut suivre la maladie ou tout au moins avoir des renseignements circonstanciés, c'est de trouver ces signes de tumeur associés aux signes de suppuration, c'est de voir qu'aux exacerbations, volontiers vespérales, de la fièvre, correspondent des poussées de céphalalgie, de vomissements, de vertige, de somnolence, de délire. On peut alors conclure que la tumeur est constituée par du pus, et en second lieu l'examen de l'oreille ne tarde pas à prouver quelle est la cause de cet abcès.

Mais ce diagnostic d'existence ne saurait suffire au chirurgien : l'opérateur a besoin de savoir où est l'abcès. Voyons donc de quelle utilité peuvent être, dans l'espèce, nos connaissances en localisations cérébrales.

3° *Signes de localisation.* — Les signes du troisième ordre, appelés signes de localisation, de foyer, sont ceux qui indiquent la souffrance d'une région déterminée de l'écorce de l'encéphale. Aujourd'hui, en effet, on sait que des fonctions spéciales, sensorielles ou motrices, sont dévolues à des zones spéciales de l'écorce cérébrale.

Pour la question chirurgicale qui nous occupe actuellement, il nous suffit de retenir un petit nombre de faits physiologiques.

La *zone motrice* est formée par les deux circonvolutions ascendantes, frontale et pariétale, le membre supérieur ayant son centre au-dessous de celui du membre inférieur; ce dernier va jusqu'au lobule ovalaire ou paracentral. L'extrémité inférieure de la frontale ascendante répond aux mouvements de la face et de la langue.

La *zone sensorielle* n'a que deux points bien déterminés : l'écorce occipitale (le cunéus surtout) pour la vision; l'écorce des deux premières temporales pour l'audition.

La *fonction du langage* se compose de plusieurs actes, plus ou moins importants suivant les sujets. Sa perte se traduit par l'*aphasie*, qui peut être motrice ou sensorielle. *Motrice*, par perte du langage articulé, elle répond à une lésion du pied de la troisième circonvolution frontale (P. Broca); l'agraphie, ou perte du langage écrit, résulte d'une lésion du pied de la deuxième frontale, en avant des centres du membre supérieur. L'aphasie *sensorielle* présente deux variétés : la *cécité verbale*, par lésion du premier pli du passage pariéto-temporal et la *surdité verbale,* par lésion de la première temporale.

Le *cervelet* enfin a des fonctions spéciales, dont il sera question dans un instant.

Les *signes cérébraux* peuvent être de deux espèces : 1° des paralysies, par destruction d'une zone corticale déterminée ou des conducteurs blancs correspondants; 2° des convulsions, par irritation de cette zone au voisinage d'une lésion. Les convulsions affectent alors le type de l'épilepsie jacksonienne, avec un « signal-symptom », comme dit Horsley, caractérisé par la convulsion initiale portant toujours sur le même groupe musculaire.

Si nous appliquons ces notions générales aux abcès de l'otite, nous constatons tout d'abord qu'ici l'épilepsie jacksonienne est exceptionnelle, si même elle existe : c'est donc exclusivement de paralysies qu'il va être question. Mais ces paralysies, elles aussi, sont très rares, et encore, quand on les constate, ne sont-elles pas d'une fidélité parfaite. Ainsi, j'ai observé une hémiplégie brusquement survenue chez un enfant atteint d'otite suppurée. J'ai opéré, et je n'ai pas trouvé trace d'abcès ; mais à l'autopsie, j'ai constaté une méningite avec ramollissement de la zone corticale motrice. D'autre part, lorsqu'un abcès provoque une paralysie, cela peut fort bien être par compression de vosinage : chez un opéré d'Eisenlohr, Sänger et Sick, il y avait parésie de la face et du bras, et l'abcès n'occupait point le lobe frontal, mais bien le lobe temporal et il se bornait à appuyer sur l'extrémité inférieure de la frontale ascendante. Les cas comme celui de Tuffier, où l'abcès occupe directement la zone motrice et provoque une monoplégie sont tout à fait rares.

Non moins rares sont les paralysies sensorielles. Il n'y a pas de fait probant pour l'hémianopsie. Quant à la surdité — qui semblerait devoir être fréquente, puisque le lobe temporal est le siège de prédilection des abcès par otite — elle non plus ne saurait entrer sérieusement en ligne de compte. Certains auteurs ont espéré que ce renseignement pourrait être précieux pour révéler un abcès situé dans le cerveau du côté opposé à l'oreille malade : c'est oublier que, les fonctions corticales étant croisées, cette surdité d'origine centrale se trouvera masquée par celle de l'otite.

Dans le cas ordinaire, celui où l'abcès est situé du côté de l'oreille malade, on pourrait être guidé par la bilatéralité de la surdité. Mais si l'on songe à la fréquence avec laquelle, dans ces cas d'otorrhée chronique et ancienne, les lésions auriculaires sont ou au moins ont été bilatérales, on se rendra compte que ce symptôme — dont aucun fait clinique ne vient d'ailleurs démontrer la valeur, — doit en réalité être très infidèle. Et ce sera surtout vrai chez l'enfant, dont les impressions sensorielles sont souvent si difficiles à analyser.

Cette difficulté d'analyse se retrouverait, et à un plus grand degré encore, si, chez un enfant, on cherchait à déterminer, dans un ensemble de troubles du langage, la part qui revient aux divers mode d'aphasie. L'aphasie est, de beaucoup, le signe de localisation le plus souvent noté ; et si dans bien des cas sa modalité exacte n'est pas spécifiée, ailleurs on a constaté l'aphasie motrice, par abcès temporal comprimant le pied de la troisième frontale (Ferrier et Horsley), la surdité verbale (Eisenlohr, Sänger et Sick) la cécité verbale (Schede). Mais, je le répète, ces distinctions sont bien aléatoires chez l'enfant.

La *séméiologie cérébelleuse* enfin, n'a rien de bien net,

ollc non plus. Hyperthermic considérable (Gangolphc), respiration lente (Macewen), à type Cheyne-Stokes : tout cela peut être aussi bien provoqué par un abcès cérébral. Les paralysies les plus diverses — paralysie faciale, hémiplégie, paraplégie même — ont été constatées, dans des faits probablement mal analysés, et elles ne peuvent évidemment servir qu'à dérouter le clinicien. Les seuls symptômes ayant quelque valeur sont : la céphalalgie occipitale, les vomissements, la titubation ébrieuse, les vertiges, la raideur de la nuque. Mais, à l'état isolé, ils ne sont guère caractéristiques, et les cas sont rares où ils s'unissent en un syndrome pathognomonique.

La conclusion de tout ce qui précède est que, pour les abcès encéphaliques d'origine auriculaire en général, et plus spécialement encore pour ceux de l'enfant, on aurait tort de compter sur les localisations cérébrales pour guider le trépan. Il faut s'en tenir aux signes démontrant qu'il existe un abcès : parfois même on ne pourra déterminer avec quelque certitude s'il s'agit d'une pachyméningite externe ou d'un abcès encéphalique ; à plus forte raison ne saura-t-on point si un abcès de l'encéphale occupe le cerveau ou le cervelet.

Heureusement que, pour les nécessités de la pratique courante, nous n'avons en général pas besoin de pousser aussi loin l'analyse clinique. Il nous suffit de savoir qu'il existe un abcès, et c'est l'anatomie pathologique qui nous enseigne le reste : nous savons que les abcès d'origine auriculaire occupent, la plupart du temps, le lobe temporal,

au contact direct du rocher sur lequel la dure-mère est
soulevée par une poche plus ou moins vaste de pachyméningite purulente externe. L'abcès cérébelleux — qu'accompagne la même poche sous-durale — est particulière-
ment rare chez l'enfant ; mais lorsqu'il existe, lui aussi
est presque toujours directement en regard de la région
du rocher atteinte d'ostéite suppurée.

La règle pratique doit donc être la suivante : lorsque,
chez un enfant, on diagnostique un abcès de l'encéphale,
à moins d'indication localisatrice tout à fait spéciale, on
explorera d'abord le lobe temporal au-dessus du rocher ;
si ces recherches sont infructueuses, on sera en droit d'explorer le cervelet, également au contact du rocher. Dans
les deux cas, on agira de façon à ne pas méconnaître la
poche sous-durale dont les auteurs modernes, Hessler en
particulier, ont prouvé la coexistence fréquente.

Mais pour obéir à ces diverses indications, des procédés
nombreux ont été décrits. Parmi eux, lequel adopter ?
Pour le déterminer, il va falloir faire, à ce point de vue
spécial du manuel opératoire, une courte revue d'ensemble
sur le diagnostic et le traitement de toutes les complications intra-crâniennes des otites, car le clinicien le
plus expert est exposé ici à des incertitudes auxquelles il
doit savoir adapter les procédés chirurgicaux.

Qu'il faille opérer les abcès du cerveau, la chose ne fait
plus aujourd'hui l'ombre d'un doute. On cite, je le sais,
quelques guérisons spontanées, après évacuation du pus

par l'oreille ; mais ces observations sont-elles aussi pro-
bantes que le prétendent leurs auteurs? Il est permis de
rester sceptique, car rien ne démontre le siège intra-
cérébral de la collection purulente. De plus, pour les
abcès extra-dure-mériens aussi bien que pour les abcès
encéphaliques, ces faits restent, aux yeux mêmes des chirurgiens les plus optimistes, des exceptions remarquables
que l'on se hâte de publier, tandis que ceux-là sont légion,
où un abcès cérébral constaté à l'autopsie a causé la mort.
Par contre, et sans vouloir prendre comme base d'appré-
ciation, la statistique si favorable de Wheeler, sans vouloir même chercher à établir un pourcentage, facilement
erroné, il est certain que l'intervention a donné dans ces
dernières années de nombreux succès.

Sur la nature même de l'intervention, on ne saurait
disserter longtemps : aborder le cerveau à travers une
ouverture faite au crâne, et y chercher, par la ponction
exploratrice, la collection purulente, qu'ensuite on incisera
et drainera largement. J'ajouterai immédiatement que le
drainage devra être maintenu pendant longtemps.

Dans ce programme, un seul point mérite développe-
ment : par où convient-il d'aborder le cerveau? La
réponse à cette question dépend, pour beaucoup, de certaines considérations diagnostiques que je vais exposer,
sans craindre de tomber dans quelques redites.

Étant donné un malade atteint de troubles cérébraux,
vous devrez tout d'abord par l'examen local actuel, par

l'anamnèse, vous enquérir de l'état des oreilles. Si l'otorrhée n'est pas évidente, en effet, un observateur superficiel croirait volontiers, par exemple, à une tumeur cérébrale ; comme l'a bien fait ressortir von Bergmann, ce n'est guère que si on les rapproche des données étiologiques que les symptômes des abcès cérébraux acquièrent de l'importance. Parmi ces signes, retenez principalement l'hyperthermie vespérale, avec recrudescences parallèles de la céphalalgie et des divers signes cérébraux : alors surtout, l'examen de l'oreille s'impose.

Mais d'ordinaire, dans la pratique courante, la question se pose en sens inverse. On sait qu'il existe une otorrhée plus ou moins ancienne, compliquée depuis un temps variable d'accidents fébriles et cérébraux plus ou moins accentués, et on doit alors se demander :

1° Y a-t-il un abcès, une thrombose, une méningite, ou tout simplement une rétention de pus dans l'apophyse ?

2° Si l'on conclut à l'existence d'un abcès, est-il cérébral (et dans quel lobe siège-t-il), cérébelleux ou extradural ?

1° *Diagnostic entre l'abcès et les autres complications cérébrales de l'otite moyenne suppurée chronique.* — Il faut déterminer avant tout si l'on est en présence d'une complication méningo-encéphalique définitivement constituée ou de ces accidents, peut-être simplement réflexes, que j'ai étudiés en parlant des méningites bénignes, non suppurées.

Cette question est fort délicate à résoudre, peut-être même impossible dans bon nombre de cas. Certes, on ne s'y trompera pas si on constate une paralysie localisée caractéristique d'un abcès, une solidification de la jugulaire au cou, pathognomonique d'une phlébite. Mais la netteté des symptômes n'est pas toujours aussi grande, loin de là ! Et à supposer qu'on puisse éliminer à coup sûr abcès et phlébite, est-ce une méningite, ou pseudo-méningite bénigne et curable, ou au contraire une méningite suppurée, fatalement mortelle : diagnostic souvent impénétrable.

Pour la phlébite, les erreurs seront relativement rares, car elle provoque d'ordinaire un syndrome clinique assez accentué. Mais pour la méningite, on ne peut guère se fonder que sur l'évolution : début brusque, allures aiguës, hyperthermie intense, irrégularité du pouls et de la respiration, cette dernière prenant volontiers le type de Cheyne-Stokes. Ces symptômes, toutefois, peuvent fort bien s'observer au cours d'un abcès cérébral, et surtout d'un de ces abcès pendant longtemps latents, puis se révélant brusquement par des accidents mortels en quelques jours.

Latents, le sont-ils aussi réellement qu'on le dit quelquefois? La chose n'est pas prouvée, et il semble bien, au contraire, que le malade ait d'ordinaire présenté depuis un temps variable, à intervalles irréguliers, ces crises de céphalalgie, cette inaptitude au travail, ce changement de caractère, ces hyperthermies vespérales légères sur lesquels j'ai déjà attiré l'attention à diverses reprises. Mais ces symptômes souvent sont méconnus parce qu'on ne les constate que si on songe à diriger spécialement l'interrogatoire en ce sens.

Ce n'est pas tout, et la simple rétention de pus dans la caisse ou dans l'apophyse masque dans certains cas un abcès cérébral à symptomatologie fruste. Je me suis trompé dans un cas de ce genre et un de mes opérés d'abcès mastoïdien est mort d'un abcès cérébral ancien que j'ai méconnu. J'ajouterai, pour mon excuse, que je me suis trompé en bonne compagnie, et quand on parcourt les publications relatives aux complications intra-crâniennes des otites, on relève des erreurs dues aux maîtres les plus experts en neurologie et en otologie.

Malgré ces réserves, on arrive cependant à cette conclusion, consolante pour le clinicien, que chez la majorité des sujets, on peut établir assez exactement le diagnostic de l'existence d'un abcès.

2° *Diagnostic du siège de l'abcès.* — Cela fait, reste à déterminer si cet abcès est sous-dural, cérébelleux, cérébral ; et s'il est cérébral, dans quel lobe il siège.

Ici, la plupart du temps il sera impossible de se prononcer, et à cet égard je n'ai qu'à renvoyer à l'étude séméiologique que j'ai développée dans mon dernier article. J'en rappellerai seulement les principales conclusions :

L'abcès sous-dural petit et isolé se perd dans la symptomatologie de l'otite chronique grave, avec mastoïdite le plus souvent. Développé en une poche volumineuse, il peut simuler complètement un abcès encéphalique, avec lequel d'ailleurs il coexiste souvent.

L'abcès cérébelleux ne se révèle que rarement par une séméiologie spéciale ; et en fait, il est à remarquer que les opérateurs qui ont ouvert des abcès du cervelet avaient la plupart du temps exploré d'abord le cerveau.

En cas d'abcès cérébral, les signes de localisation sont exceptionnellement utiles pour guider le chirurgien.

Ainsi, on ne peut pas faire grand fonds sur l'étude des symptômes fonctionnels. Mais n'y a-t-il rien à tirer d'un examen local approfondi de l'oreille ? Toynbee l'a cru, et il y a quarante ans, il a cherché à démontrer que les inflammations du méat externe et des cellules mastoïdiennes produisent les abcès du cervelet et la phlébite du sinus latéral, que les affections de la caisse produisent les abcès du cerveau, que les affections du vestibule et du labyrinthe, enfin, provoquent des abcès de la moelle allongée.

Ne parlons pas des inflammations chroniques du méat cutané propagées aux cellules et à la caisse : les otologistes modernes ne les admettent plus, et ont raison. Mais même avec cette restriction, les propositions de Toynbee ne sauraient être admises. De nos jours O. Körner, en une formule plus vague, a dit : carie de la caisse et de l'apophyse, abcès cérébraux ; carie du labyrinthe, abcès cérébelleux. Eh bien ! cela encore est trop précis, et nous sommes forcé de conclure, avec Newton Pitt, que l'examen des lésions osseuses de l'oreille, ne nous fournit aucun renseignement qui nous permette de localiser un abcès à symptômes cérébraux diffus.

Sans doute, l'anatomo-pathologiste, dont le rôle va être

considérable dans un instant, s'inscrira en faux contre celle assertion, et il n'aura pas de peine à nous montrer que presque toujours l'abcès encéphalique siège au contact d'un point d'ostéite perforante, au niveau duquel l'os est dénudé, dans les cavités de l'oreille; tandis qu'à sa face intra-crânienne la dure-mère est atteinte de pachyméningite suppurée externe, ou même est décollée par un abcès plus ou moins volumineux.

Ce serait fort bien, si deux conditions étaient réalisées : si dans l'apophyse, l'aditus et la caisse un seul point était malade ; si en outre l'examen clinique permettait une détermination exacte et complète de ces lésions osseuses.

Par malheur, d'un côté comme de l'autre, nous sommes en défaut.

Otites anciennes, ai-je déjà dit, que celles où surviennent les accidents intra-crâniens ; or quand on porte le burin et la curette dans ces apophyses et ces caisses pour en tarir la suppuration, on n'est pas long à apprendre que la multiplicité des lésions osseuses est la règle. Et cette complexité, on ne s'en rend jamais compte qu'au cours même de l'opération. Pour savoir où en sont les parois de la caisse, vous avez l'otoscopie et l'exploration au stylet coudé. Mais au fond du spéculum vous ne voyez qu'une partie de la caisse, et encore est-elle souvent masquée par du pus — vite détergé, je le sais — par des bourgeons charnus polypeux ; et encore est-ce la partie la plus importante, la coupole, qui échappe à vos investigations. Reste donc le stylet coudé : quand il touchera un point dénudé, rien ne démontrera que ce point soit le seul dénudé et, partant, soit l'origine des accidents ; et quand on ne sentira rien, cela ne voudra nullement dire qu'il n'y a rien. Puis, où en sont et l'aditus, et l'apophyse ? Vous le savez, lorsqu'il existe derrière l'oreille de la douleur, de la rougeur, du gonflement avec ou sans abcès Mais on doit compter avec les lésions mastoïdiennes, absolument latentes, qui accompagnent souvent, le plus souvent même, les suppurations chroniques de la logette des osselets, c'est-à-dire précisément de la partie inaccessible à l'œil, peu accessible au stylet.

Je ne saurais développer ces quelques propositions sans m'écarter trop de mon sujet : je voulais simplement montrer que si l'examen attentif de l'oreille fournit des probabilités sur l'état du squelette, il ne nous conduit pas à la certitude.

De la discussion diagnostique qui précède, il résulte que :

1° Le diagnostic entre les diverses complications intracrâniennes de l'otite moyenne purulente est souvent très obscur.

2° Lorsqu'on diagnostique un abcès, la plupart du temps on ne peut préciser son siège, et il faut se contenter de probabilités.

C'est à ces nécessités que doit s'accommoder la thérapeutique, souvent efficace malgré ces incertitudes. Heureusement, en effet, il nous est possible de faire cadrer assez bien les exigences des abcès avec celles des phlébites et méningites.

Trois cas sont à distinguer :

1° Il y a un signe ou symptôme extérieurement appréciable ;

2° Il y a un symptôme fonctionnel permettant de déterminer le siège de l'abcès dans l'encéphale ;

3° On est réduit aux accidents cérébraux diffus.

1° *Il existe un signe extérieurement appréciable.* — Ce signe, fonctionnel ou physique, peut être : la céphalalgie, un abcès crânien, une lésion mastoïdienne.

Pour la *céphalalgie fixe*, je renvoie à ce que j'ai dit précédemment : utile pour le diagnostic de l'existence, elle est fort infidèle pour celui du siège, et, par exemple, elle a conduit Rose bien en avant de l'abcès qu'il s'agissait d'ouvrir.

Un *abcès superficiel* occupait la région du lambda chez un malade de von Bergmann ; après incision, l'os fut trouvé malade, fut trépané, et enfin un abcès cérébral fut ouvert avec succès. Dans un cas semblable, on agira de même, mais c'est une éventualité tout à fait exceptionnelle, sinon unique, si bien que quelques doutes sont possibles sur l'origine réellement auriculaire de l'abcès cérébral.

Les *lésions mastoïdiennes*, abcès, fistules ou douleurs, sont au contraire fréquentes ; mais les déductions auxquelles elles donnent lieu ne sauraient être disjointes de l'étude des abcès à symptômes cérébraux diffus.

2° *Il existe un signe fonctionnel de localisation.* — Dans ces conditions, on peut trépaner en se fondant sur nos connaissances en topographie crânio-cérébrale ; et c'est ainsi, par exemple, que Tuffier, sans tenir compte d'une fistule mastoïdienne préexistante, a ouvert un abcès occupant la partie moyenne de la frontale ascendante chez un sujet atteint d'une monoplégie brachiale. Quelques observations de ce genre sont dues à Macewen, Greenfied et Cairn, Allcock, mais ces faits où l'on s'est servi de troubles moteurs sont trop exceptionnels pour que le chirurgien doive les faire entrer en ligne de compte.

A supposer que l'on ait diagnostiqué le siège d'un abcès du type ordinaire — lobe temporal ou cervelet — par où inciser la poche? Plusieurs procédés ont été préconisés.

Pour le cervelet, un seul : appliquer une couronne de trépan sur l'écaille de l'occipital, au milieu de la ligne unissant la pointe de l'apophyse mastoïde à la protubérance occipitale externe.

Pour le cerveau, l'accord est moindre, et cela se conçoit, car il s'agit d'une région assez étendue où le siège de l'abcès peut varier de quelques centimètres. De là des procédés multiples qui tous ont donné quelques succès, et entre lesquels il faut savoir choisir.

Si l'on trace une ligne verticale passant par le méat auditif, on peut diviser les procédés proposés en pré-auriculaires, sus-auriculaires et sus-mastoïdiens. Je terminerai par l'étude du procédé mastoïdien qui, pour le dire immédiatement, me paraît préférable à tous les autres.

Entre ces procédés, l'écart est grand, si l'on part, avec Mc Bride et Miller, à 12 millim. en avant et au-dessus du méat pour aboutir, avec Th. Stoker, Black et Drummond, Patesson, à 4 centim. au-dessus et 3 centim. en arrière du même méat, en passant par les procédés sus-auriculaires de Chauvel, Lloyd, Macewen, etc., dans lesquels on s'élève au-dessus du méat entre quelques millimètres et 5 centim.

Accordons même que tous les chemins mènent à Rome : on ne me fera jamais croire que le chirurgien, lorsqu'il n'a pas un motif spécial, ce qui est exceptionnel, puisse s'adresser indifféremment à un quelconque de ces procédés.

Les prendre un à un pour montrer leurs défauts, serait une besogne inutile, car ce n'est à aucun d'eux que je me rallie, mais au procédé mastoïdien préconisé par Wheeler.

Il n'est pas difficile, l'apophyse, l'antre et la caisse une fois trépanés, de pénétrer dans le crâne en faisant sauter le plafond de l'antre et de la caisse, si l'on veut arriver à la fosse temporale, la paroi postérieure, si l'on veut aboutir à la fosse cérébelleuse ; dans ce dernier cas, on passe franchement en dedans et au-dessus du sinus latéral, qu'on ne risque pas de blesser.

R. Le Fort et Lehmann repoussent ce procédé parce qu'il faut opérer à une grande profondeur ; il suffit de l'avoir mis en pratique pour constater que ce reproche n'est pas fondé. C'est incontestablement la voie la plus sûre pour aller tout droit au toit du tympan, avec lequel sont d'ordinaire en rapport les abcès, et c'est le véritable moyen pour ne pas passer au-dessus de ces pachyméningites purulentes externes, compagnes si fréquentes d'abcès cérébraux. Avec tous les autres procédés, on entre dans le crâne au-dessus du rocher, et non seulement on n'ouvre pas l'abcès cérébral au point déclive, mais surtout on passe au-dessus de l'abcès sous-dural, qu'on laisse se vider tout seul, comme il le pourra, c'est-à-dire mal.

La même critique s'adresse à la trépanation de la fosse occipitale pour aborder le cervelet : on arrive à la face postérieure de cet organe, tandis que l'abcès est, en général, plus voisin de la face antérieure, elle-même souvent au contact d'une poche sous-durale.

Ainsi, même quand on a pu diagnostiquer avec précision l'existence d'un abcès cérébral ou cérébelleux, la voie mastoïdienne est la meilleure :

1° Parce qu'elle est la plus directe et la plus déclive ;

2° Parce qu'on est certain de ne pas laisser stagner de pus dans une poche sous-durale.

A plus forte raison va-t-elle être préférable dans les cas, les plus nombreux, où le diagnostic de siège, et même d'existence, reste douteux.

3° *Il n'existe que des accidents encéphaliques diffus.* — C'est le cas le plus fréquent, celui qui dès lors intéresse le plus le praticien.

L'idée directrice doit alors être la suivante : aller explorer avant tout le lobe temporal ; si on n'y trouve rien, se porter vers le cervelet; être prêt, en même temps, à agir contre les abcès sous-dure-mériens, contre la phlébite du sinus, contre les formes curables de la méningite.

Pour atteindre ce but, est-il raisonnable d'explorer le lobe temporal par un des procédés sus-auriculaires ou sus-mastoïdiens? Je ne le pense pas. Que faire, en effet, si la ponction exploratrice reste blanche? Séance tenante, enfoncer l'aiguille, puis le drain, dans le cervelet, à travers la tente? C'est établir, presque de parti pris, un drainage insuffisant et non déclive. Trépaner la fosse cérébelleuse, au bout d'un temps variable, au lieu d'élection? C'est soumettre le patient à une deuxième opération grave. Car d'agrandir la brèche osseuse vers le cervelet il ne saurait être question : le sinus latéral empêcherait d'y songer, si on n'était retenu par la crainte de faire au crâne un trou véritablement énorme.

Je ne reviendrai pas sur l'objection, déjà faite à propos des cas où l'on connaît à l'avance le siège de l'abcès : la stagnation persistante du pus dans l'oreille moyenne et sous la dure-mère, à moins qu'on ne se décide, immédiatement ou plus tard, à trépaner l'apophyse et la caisse. Mais n'est-il pas absurde de trépaner à nouveau le crâne, alors qu'avec deux ou trois coups de gouge on peut remplir toutes les indications?

L'idéal est d'entreprendre une opération par laquelle on évacue d'abord le pus de l'apophyse et de la caisse; puis on curette toutes les parties osseuses malades et après avoir nettoyé, s'il y en a, les foyers de pachyméningite externe, on bifurque en Y pour aller, suivant les lésions, vers le cerveau ou vers le cervelet.

Cet idéal est réalisé par la voie mastoïdienne, en faveur de laquelle militent de nombreux arguments.

Supposons d'abord le cas, fréquent ainsi que j'ai cherché à le faire voir, où la nature exacte des accidents ne peut être déterminée avec certitude. Y a-t-il abcès, phlébite commençante, méningite suppurée ou méningite subaiguë, curable par le drainage de l'oreille et de ses annexes? Nous l'ignorons. Mais de cette ignorance même résulte que notre premier soin doit être d'assurer le drainage parfait de l'oreille, avec curettage de l'apophyse et de la caisse.

Si le sujet est atteint d'une méningite aiguë suppurée et diffuse, il est fatalement voué à la mort et ne perd rien à une opération simplement inutile. Mais les faits sont assez nombreux — j'en ai observé deux cas dans ma pratique personnelle et plus haut j'en ai cité plusieurs exemples — où après cette intervention on a vu guérir des malades que l'on croyait atteints de méningite suppurée ou d'abcès cérébral.

Admettons maintenant qu'il y ait un foyer de pachyméningite externe purulente, avec ou sans abcès proprement dit : presque toujours en regard de ce point nous trouverons l'os dénudé, friable, et de proche en proche, sans allonger ni aggraver l'opération, nous serons conduits jusqu'à une lésion volontiers latente cliniquement, à son premier degré tout au moins.

Soit enfin une phlébite commençante du sinus, infecté par une suppuration qui baigne sa face externe. Elle provoque des phénomènes de fièvre, de céphalalgie, mais il n'y a ni thrombose de la jugulaire, ni œdème par gêne de la circulation, ni accidents pyohémiques. Exactement comme pour l'abcès sous-dural du cas précédent, la trépanation de l'apophyse permettra, de proche en proche, une intervention radicale; et cette intervention pourra souvent être efficace sans être poussée, si l'on agit de bonne heure, jusqu'à l'ouverture du sinus, mais en se bornant à évacuer le pus qui entoure ce sinus.

Ainsi, la trépanation apophysaire convient seule aux complications autres que les abcès; pour les abcès ordinaires, temporaux et cérébelleux, elle est anatomiquement préférable aux autres procédés conseillés ; elle est en outre la seule qui permette de passer du cerveau au cervelet sans nouvelle trépanation. Enfin il est toujours indispensable de la pratiquer, car, en tout état de cause, il faut désinfecter le foyer morbide initial, c'est-à-dire l'oreille et l'apophyse.

Cette dernière assertion, il est vrai, est combattue par Barr. Pour cet auteur, la trépanation de l'apophyse offre par elle-même des dangers, surtout elle expose à la blessure du sinus latéral; de plus, dans le cas spécial d'un abcès encéphalique, elle a l'inconvénient de soumettre le crâne à des ébranlements capables de provoquer la rupture de l'abcès dans les méninges ou les ventricules.

Or, après une pratique étendue, puisque cent fois j'ai

porté la gouge dans l'apophyse et dans la caisse, j'affirme que ces objections ne sont pas fondées. Jamais je ne suis entré dans le sinus ; trois fois seulement, dans des cas où les lésions étaient très avancées, j'ai coupé le nerf facial ; un seul de mes opérés a succombé, et chez lui le rocher était entièrement détruit. Trépaner au niveau de l'apophyse n'est pas plus grave qu'en n'importe quelle autre région du crâne.

Quant à ébranler le cerveau et provoquer ainsi la rupture d'un abcès, cette crainte me paraît tout à fait chimérique. D'abord je dirai que dans un cas personnel, après avoir ouvert apophyse et caisse, j'ai trouvé à l'autopsie un abcès ancien, méconnu, et il ne s'était pas rompu quoique sa paroi inférieure fût très mince. Un seul fait ne suffit pas pour une démonstration, je le sais ; mais dans ses nombreuses opérations pour abcès, Wheeler n'a jamais constaté l'accident redouté par Barr. Et si l'accident avait lieu, serait-il un argument contre la voie mastoïdienne ? Nullement, à moins qu'on ne prouve qu'il est impossible avec les autres procédés de trépanation. Or, je serais très étonné si un jour cette preuve venait à être faite. En pratiquant la trépanation complète de l'apophyse et de la caisse, un opérateur exercé n'ébranle pas le crâne : il ne l'ébranle pas plus, il l'ébranle même moins qu'avec n'importe quelle autre trépanation.

En fait, dans les cas où, avec un abcès cérébral diagnostiqué, existait une lésion mastoïdienne évidente, abcès ou fistule, divers auteurs ont profité de l'ouverture de l'apo-

physe pour drainer l'abcès, et ils s'en sont bien trouvés.
Avec Wheeler, je conseille d'agir exactement de même lorsqu'on croit, cliniquement, que l'apophyse est saine, ce qui
ne veut pas dire, je le répète, qu'elle le soit réellement.

Un dernier point reste à étudier. Lorsqu'il existe une
rétention évidente de pus dans l'oreille, faut-il, après
avoir drainé cette oreille et ses annexes, pénétrer immédiatement dans le crâne, y chercher une poche sous-durale
et même d'emblée ponctionner le cerveau ? C'est le con-
seil donné par Picqué et Février dès « qu'une otite moyenne
suppurée s'accompagne d'accidents douloureux et fébriles ». Or, cette conduite ne me semble pas justifiée,
même lorsqu'il existe des accidents cérébraux insuffisam-
ment caractérisés pour qu'on puisse d'emblée diagnostiquer un abcès ou une phlébite.

Quelquefois, dans ces conditions, l'ablation de tout l'os
carié conduira jusque dans une poche sous-durale, et
même, comme G. Hoffmann, on trouvera ainsi, d'emblée,
une collection encéphalique. Ou bien, dans la brèche ouverte
par la curette; la dure-mère fera une saillie privée de bat-
tements, dans laquelle il sera dès lors tout indiqué
d'enfoncer l'aiguille exploratrice.

Mais si, après ablation des séquestres et des parties
cariées, aucune perforation n'apparaît à un examen
attentif, que l'on s'en tienne à la trépanation de l'oreille,
car cela peut fort bien suffire pour faire cesser des accidents cérébraux diffus, dûs à une poussée de méningite
et non à un abcès. Si les symptômes encéphaliques per-

sistent, que le lendemain ou le surlendemain, on fasse sauter le plafond de l'antre et de la caisse, et que l'on explore le cerveau, le cervelet au besoin.

Je suis entré dans de longs développements, sans craindre même des répétitions, parce que dans le sujet que je viens d'étudier, plusieurs points sont encore soumis à discussion. Mais il est aisé de résumer le débat en quelques règles, grâce auxquelles on fera face aux exigences de la pratique courante.

1° Toute otite moyenne suppurée doit être soumise à un traitement précoce et énergique, car si on la laisse passer à l'état chronique, le malade est en imminence d'accidents cérébraux graves, mortels même.

2° Lorsqu'éclatent ces accidents, il faut immédiatement trépaner l'apophyse et la caisse;

3° S'il y a des signes permettant de diagnostiquer soit une phlébite du sinus latéral, soit un abcès temporal ou cérébelleux, on ouvrira immédiatement soit le sinus, soit le crâne, ce qui sera très facile en agrandissant soit en arrière, soit en haut, la brèche mastoïdienne.

4° On ne drainera l'abcès par un second orifice crânien que dans le cas exceptionnel où un signe spécial de localisation permettra de diagnostiquer un abcès siégeant hors du lobe temporal ou du cervelet (monoplégie brachiale et abcès frontal, par exemple).

5° S'il n'existe que des accidents cérébraux diffus, à allure de méningite, on n'entrera d'emblée dans le crâne que si on y est conduit en poursuivant de proche en proche les lésions osseuses à la curette. Dans le cas contraire, on s'en tiendra primitivement à l'intervention extra-crânienne, et on sera souvent surpris du résultat obtenu.

6° Si au bout de vingt-quatre à quarante-huit heures, les accidents encéphaliques ne se sont pas amendés, et si on ne diagnostique pas avec quasi-certitude une méningite aiguë suppurée, diffuse, qui est incurable, on ira par la voie mastoïdienne, qui seule permet cette chirurgie exploratrice, à la recherche des lésions justiciables d'une intervention opératoire : abcès de pachyméningite externe, abcès du lobe temporal ou du cervelet, phlébite du sinus.

IMPRIMERIE LEMALE ET Cⁱᵉ, HAVRE

110

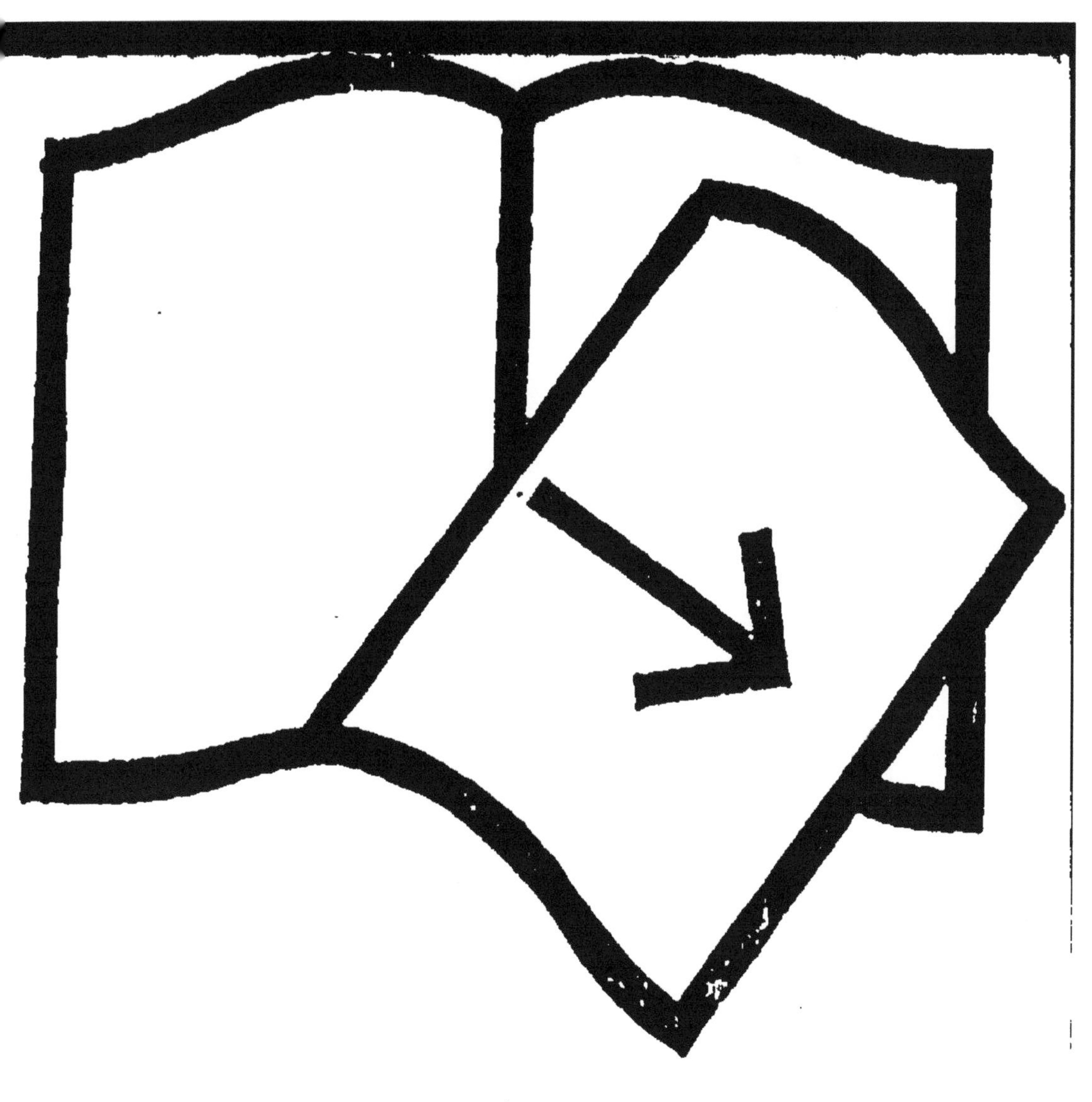

Documents manquents (pages, cahiers...)
NF Z 43-120-13